ŒUVRE ANTITUBERCULEUSE

DE LA
LOIRE-INFÉRIEURE

Assemblée Générale — Juin 1903

But & Travaux de l'Œuvre

PAR

LE Dʳ G. BERTIN

NANTES

IMPRIMERIE C. MELLINET — BIROCHÉ ET DAUTAIS, Sᶜᶜˢ

5, Place du Pilori, 5

1903

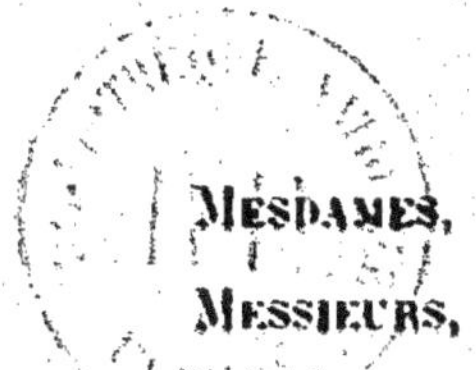

MESDAMES,

MESSIEURS,

Vous avez déjà donné la preuve de votre sympathie à notre œuvre en honorant de votre présence la séance d'inauguration, dans laquelle M. le professeur Brouardel est venu vous démontrer la nécessité d'organiser la lutte contre la tuberculose en créant une Œuvre antituberculeuse.

Je viens, au nom du Conseil d'administration de cette Œuvre, vous exposer son programme et vous faire connaître ses travaux.

Le sujet est grave, mais je sais, Mesdames, combien est grand le dévouement que vous apportez dans le soulagement des misères humaines, combien sont élevées vos âmes et combien vos cœurs pleins de tendre pitié sont préparés à m'entendre.

Notre but est de combattre la tuberculose, mais, pour combattre victorieusement un ennemi, il faut le connaître, préciser ses moyens d'action, déterminer son mode de développement, afin de le frapper dans ses derniers retranchements et amener sa disparition totale.

Ainsi, sur cet ennemi, nous savons :

Que la tuberculose est une maladie contagieuse, mais que son mode de contagion est différent de celui des autres maladies contagieuses : rougeole, scarlatine, variole ;

Qu'elle est une maladie évitable car, par la connaissance des causes, nous pouvons nous défendre contre la contagion ;

Qu'elle est curable si, dès la première alerte, nous savons utiliser les forces défensives de notre organisme pour nous libérer du mal à peine éclos.

Mais la défense contre une maladie ainsi définie exige-t-elle une organisation sociale et médicale aussi sérieuse que paraissent le demander les membres les plus autorisés du corps médical, non seulement de France, mais aussi des pays étrangers?

Les chiffres suivants vont répondre et vous prouver que la lutte contre la tuberculose ne doit pas rester confinée dans le domaine médical et qu'elle doit entraîner aujourd'hui dans son action la nation tout entière.

Il ne manque pas, dans notre pays, de philanthropes qui réclament la constitution de retraites officielles, servies par l'État, à tous les vieux travailleurs ; mais, pour arriver à ce beau résultat, il faut préparer des vieillards ; or, si nous ne luttons pas contre ce fléau, bientôt les grandes villes et les centres ouvriers risquent de n'avoir plus de population valide au-dessus de 40 ans.

En France, chaque année, succombent 150,000 tuberculeux. Or, ce chiffre suppose 5 à 600,000 tuberculeux, disséminés partout, diffusant autour d'eux le germe tuberculeux et venant ainsi chaque année augmenter le nombre des contaminés.

A Nantes, la progression est continue :

En 1899, on constate 490 décès par tuberculose.
   1900,   —   620   —
   1901,   —   614   —

C'est donc, pour 1901, une proportion de mortalité par tuberculose équivalente à un peu plus du cinquième des décès généraux annuels, soit, en chiffre exact, 21,43 de décès tuberculeux sur 100 décès généraux.

En 1902, le nombre des décès généraux diminue, celui des tuberculeux est seulement de 587 ; vous croyez avoir une diminution dans la proportion de la mortalité par tuberculose, il n'en est rien : le rapport est le même, 21,43 sur 100 décès généraux.

Or, avec ces chiffres de décès tuberculeux, vous pouvez affirmer la présence à Nantes de 2 à 3,000 tuberculeux vivant au milieu de vous et disséminant autour d'eux le bacille infectieux qui, un jour ou l'autre, vous saisira, vous ou un des vôtres, lorsque la résistance organique, par une cause fortuite, viendra à faiblir.

Jusqu'en 1865, on ignorait le pouvoir contagieux de la tuberculose. En 1882, on isola le germe tuberculeux contenu dans les crachats, ce qui veut dire que cette maladie contagieuse est communiquée par le tuberculeux, soit qu'il laisse tomber et diffuser les germes dans les quintes de toux, dans l'éternuement, dans la parole même, dans l'air expiré, à l'aide des particules imperceptibles du mucus bronchique contaminé ; soit qu'en expectorant sur le sol, les poussières des crachats bacillaires desséchés, venant à pénétrer par les voies respiratoires, infectent les sujets qui les auront absorbées.

Les expériences de laboratoire affirment la réalité et l'exactitude de ces modes de transmission ; heureusement que tout bacille absorbé n'a pas toujours le pouvoir de contaminer celui qui l'a respiré.

A l'état physiologique, l'organisme humain offre peu de prises au bacille tuberculeux, malgré sa diffusion générale. Ainsi un individu sain et vigoureux peut vivre pendant de longues années dans un milieu contaminé, et si quelques bacilles arrivent à forcer le revêtement épithélial et pénètrent dans le réseau lymphatique, ils ne tardent pas à être détruits ou enkystés dans les ganglions et alors mis en état de ne plus nuire.

Aussi pouvons-nous dire hardiment :

L'infection bacillaire ne saurait progresser que si elle rencontre un terrain favorable.

Quelles sont donc les conditions qui, en diminuant la résistance organique, produisent ce terrain favorable et permettent alors l'évolution de l'infection bacillaire ? Ce sont :

1° Une faiblesse originelle venant d'une hérédité soit tuberculeuse, soit syphilitique, soit alcoolique ;

2° La vie dans les logements insalubres imprégnés de toxines volatiles que dégage le corps humain dans les milieux encombrés, bureaux et ateliers mal aérés, une alimentation non en rapport avec la dépense, une croissance rapide ou exagérée, un surmenage intellectuel ou physique ;

3° Une infection antérieure par une maladie tuberculigène: coqueluche, rougeole, influenza.

Connaissant toutes ces causes, nous pouvons maintenant préciser nos moyens de défense.

Tout d'abord une première division s'impose :

1° Moyens préservatifs. — Affaire sociale ;

2° Moyens curatifs. — Affaire médicale.

Le premier des moyens préservatifs est la propagande, l'éducation hygiénique et populaire, enseignant partout la nécessité de la propreté de l'individu, de l'habitation et la sobriété.

Il faut que partout, dans toutes les écoles de garçons ou de filles, comme dans notre école nationale, l'armée, l'enfant, l'adulte, le soldat soient instruits de la nécessité de la propreté, de la sobriété et surtout de la *crainte des crachats*.

N'est-il pas terrifiant de voir qu'en France, en huit années, réformés ou morts, 30,000 jeunes soldats, l'avenir de notre pays, ont disparu du contingent.

Apprenez à nos futures ménagères à faire la guerre aux poussières, à se souvenir que le linge des tuberculeux laisse des traînées dangereuses. Les blanchisseurs et les blanchisseuses ne fournissent-ils pas l'un des plus forts contingents des tuberculoses professionnelles?

Défendez-leur d'employer le balayage sec, remplacez-le par le balayage humide.

Les municipalités elles-mêmes sont invitées à donner le bon exemple en faisant arroser les rues avant de les balayer à la mécanique.

Le fait suivant, cité par M. le professeur Landouzy, prouve combien est dangereux le mouvement, par le balayage sec, des poussières du sol, lesquelles renferment toujours des milliers de bacilles tuberculeux expectorés par les incorrigibles du crachat, qui sont partout les propagateurs de la tuberculose.

Dans un bureau parisien, par lequel, en cinq ans, passent 22 employés, entrent 2 tuberculeux, toussant, crachant sur le plancher d'une chambre exiguë.

Les employés arrivaient tous de bonne heure, au milieu d'un air chargé encore des poussières du balayage opéré à sec quelques instants avant leur arrivée. 13 succombèrent à la tuberculose de 1884 à 1889, soit plus de 2 morts par an.

Ajoutez à ces victimes du balayage toutes celles qui ont été contaminées par elles dans leur entourage et vous pouvez vous rendre compte de l'effet très nocif des poussières soulevées par le balayage sec, qui répand ainsi à profusion, dans l'air respiré, le bacille meurtrier contenu dans le crachat expectoré sur le plancher et desséché.

A l'instigation du médecin, l'Administration fit évacuer le bureau, brûler le plancher, repeindre la pièce; plusieurs années se sont écoulées depuis, aucun nouveau cas de tuberculose ne s'est manifesté.

Le logement insalubre est le plus puissant facteur de la propagation de la tuberculose. Contre lui les résultats obtenus en France sont inférieurs à ceux obtenus en Angleterre. Espérons qu'avec la nouvelle loi sanitaire, le concours des municipalités ne nous fera pas défaut pour détruire tous ces foyers d'infection.

Jules Simon disait que le taudis était le pourvoyeur du cabaret. Landouzy ajoute que le cabaret, c'est-à-dire l'action nocive de l'alcool, fait le lit de la tuberculose. Provoquez donc partout la formation des Ligues antialcooliques.

Malgré les assertions de Koch, démenties par les travaux de Nocard et d'Arloing, prémunissez-vous contre l'emploi de viande et de lait provenant d'animaux tuberculeux.

Développez avec énergie toutes les mesures visant la santé personnelle de l'enfant. Les crèches, les colonies scolaires de vacances doivent être l'objet de votre sollicitude éclairée et dévouée.

L'importance de ces moyens sociaux que nous venons d'énumérer sera considérable si, par l'application des principes de solidarité, nous avons, avec l'intérêt du mal à éviter, la conscience des devoirs à pratiquer.

Ces devoirs seront faciles pour vous, Mesdames, pour vous, Messieurs, qui apportez votre concours généreux et dévoué à l'une ou à l'autre des œuvres de bienfaisance, de charité ou de solidarité qui forment, pour notre vieille cité bretonne, une couronne ornée des joyaux les plus purs de la charité et du dévouement.

Instruire une femme c'est fonder une école ; aussi, c'est à vous, Mesdames, qui, dans l'œuvre des crèches, savez porter si haut votre dévouement, qu'il se substitue à l'amour maternel, de propager chez ces pauvres mères les bonnes idées.

Faut-il vous rappeler à vous, Mesdames du dispensaire des enfants malades, que la reconnaissance des mères envers celles qui ont soigné, avec tant de cœur, leurs enfants malades, leur fera écouter les bons conseils que vous leur donnerez.

Vous, jeunes femmes et jeunes filles associées à la ligue des enfants de France, avec l'ardeur généreuse de la jeunesse, pour le soulagement des misères de l'enfant, multipliez vos conseils, développez avec énergie la santé de leur corps en les faisant profiter autant que vous le pourrez d'un séjour à l'air pur de la campagne.

A côté de votre ligue, existe l'œuvre des colonies scolaires, qui peut donner au corps frêle et débile de l'enfant une vive résistance à la tuberculose. — La goutte de lait n'a-t-elle pas déjà commencé, au berceau, ce travail réparateur?

La lutte contre l'alcoolisme est sérieusement engagée par le développement considérable qu'a pris, sous une habile direction, la ligue antialcoolique, laquelle a multiplié, dans les divers quartiers, des établissements où se débitent des boissons saines et hygiéniques.

Enfin, un comité des habitations hygiéniques et à bon marché vient d'être fondé, et ne peut manquer de réussir; tous les cœurs généreux voudront y participer, car ils seront sûrs, en faisant le bien, de trouver une légitime rémunération des fonds employés dans ces constructions salubres.

Rappelons que notre département possède un hôpital-marin: Pen-Bron, qui, grâce à sa très intelligente administration, est arrivé à prendre le premier rang dans les établissements de ce genre.

Toutes ces œuvres pourraient donc être appelées des œuvres sœurs et auxiliatrices de la nôtre, car elles représentent parfaitement l'action sociale entière, mise en mouvement, pour soulager, fortifier l'organisme et lutter contre toutes les causes signalées comme amenant la déchéance organique et préparant le terrain sur lequel va évoluer le germe tuberculeux.

Il y aurait donc un grand avantage à les unir par une fédération pour la défense commune.

Chaque œuvre garderait son autonomie, son indépendance absolue, mais elle pourrait envoyer un délégué siéger dans un comité central: ce comité aurait pour mission de recueillir tous les renseignements fournis sur les assistés, de provoquer dans le sein de chaque œuvre, sous l'autorité de son Président, devant sa propre clientèle, des conférences populaires destinées à seconder l'influence morale des membres de l'œuvre, au profit du but social que nous poursuivons. A cette fédération sanitaire, dans un but de solidarité, tous les groupements, associations syndicales, patronales, ouvrières, mutualités devront apporter, au point de vue moral et matériel, leurs concours ; alors ces énormes efforts, faits en commun, dans le but d'éteindre la tuberculose, le mal social de notre époque, ne peuvent manquer d'aboutir et constitueront la plus haute expression des idées de dévouement et de solidarité.

Après avoir exposé les moyens sociaux préventifs, abordons maintenant les moyens curatifs ou médicaux ; mais, pour bien comprendre la valeur de ces moyens il est nécessaire de vous faire connaître l'état d'âme et l'état physique des tuberculeux qui constituent une classe toute particulière de malades ; nous diviserons ce tableau en trois parties, chaque partie correspondant à un état spécial et exigeant par conséquent un moyen médical spécial.

1er État. — Le sujet, sous l'influence d'une des causes indiquées a subi l'influence bacillaire qui entre alors en scène : le début est insidieux, obscur ; parfois apparaît un léger point de côté ; d'autrefois, survient un petit crachement de sang, dont la valeur symptomatique est souvent méconnue ; le plus souvent tout se réduit à un rhume prolongé, à une bronchite insignifiante, mais tenace, accompagnée de quelques troubles gastriques.

Bientôt on constate la pâleur du visage, un éclat exagéré des yeux, une voix légèrement voilée, de temps en temps une toux sèche et profonde, un pouls un peu plus fréquent, en même temps un amaigrissement appréciable de la poitrine et des épaules.

A ce moment le sujet n'accuse aucune faiblesse ; au contraire il éprouve une certaine sensation de force, ou plutôt de griserie factice, qui le trompe et rassure son entourage, inquiet cependant ; hélas ! la tuberculose existe déjà, il est vrai sans expectoration, par conséquent sans danger pour les siens, mais avec des lésions sérieuses qui ne tarderont pas à devenir destructives si vous n'arrivez pas à les reconnaître et à en avertir le sujet. C'est le moment d'agir, c'est la période de succès certain, si immédiatement vous dépistez cette tuberculose naissante et si vous la traitez énergiquement.

Ce dépistage est le principal rôle du dispensaire dont nous allons vous parler et qui doit sans retard diriger ce malade vers le sanatorium, qui est, lui, l'agent curatif de cet état naissant ; car dans cet établissement il abandonne toutes les causes de la diminution de sa résistance organique, il vit dans un air pur, refait ses forces par une bonne hygiène et une suralimentation, et bientôt, la nutrition se relevant, les tubercules encore peu avancés sont bientôt enkystés et étouffés par une zone épaisse de sclérose protectrice, ne laissent aux sommets des poumons que quelques cicatrices ardoisées comme on en trouve à l'autopsie des sujets guéris de la tuberculose.

2e État. — Par incurie, par inertie, la maladie n'a pas été dépistée. Le malade n'a pas été envoyé au sanatorium. Lui et son entourage ne veulent pas entendre parler d'un traitement sérieux pour un simple rhume. Et puis où aller ? Il a horreur de l'hôpital et même son séjour dans cet asile contaminé, sans air pur, sans hygiène spéciale, sera-t-il pour lui un moyen d'amélioration ? Il reste alors parmi les siens, demandant au médecin de sa société, de son bureau de bienfaisance, des remèdes pour son soi-disant rhume. Souvent le médecin lui conseille, avec les remèdes qu'il lui donne, un repos banal, impossible à obtenir, tout en lui cachant ses inquiétudes réelles ; alors ce malade prend ses remèdes, continue à vaquer à ses occupations, mais bientôt les symptômes s'accentuent, l'amaigrissement s'affirme, l'expectoration se montre abondante avec les pelotons opaques caractéristiques de la présence de nombreux bacilles.

La tuberculose a franchi la seconde étape ; elle est ouverte. A partir de ce moment, ce sujet devient un agent direct de transmission bacillaire pour tous ceux qui l'entourent.

Il reste encore assez longtemps dans cet état, multipliant les consultations et les remèdes ; mais enfin le dégoût des médicaments arrive, le repos obligatoire s'impose ; il se décide à entrer à l'hôpital, où il est reçu sans enthousiasme par le médecin chef de service, qui sait par expérience combien sont précaires et insuffisants les moyens de traitement dont il dispose et combien ce sujet est dangereux pour ses voisins de lit.

Sous l'influence du repos, d'une médication réparatrice, un mieux se produit, mais les progrès sont lents, la patience se lasse, le sujet sent plus péniblement les inconvénients de l'hôpital où rien n'est préparé pour le malade de son espèce, où l'air est insuffisamment renouvelé, où les repas peu variés sont sommairement apprêtés et servis sur le coin de la table de nuit encombrée de fioles à potion.

Un jour, l'ennui le prend ; il exige sa sortie et retourne dans sa chambre, reprend sa mauvaise hygiène et tout ce qui prépare une rechute. Le résultat ne se fait pas attendre : les forces fléchissent, l'appétit se perd, une hémorrhagie survient, il retourne à l'hôpital.

Mais remarquez bien que, pendant tout le temps de son séjour parmi les siens, il a continué à les contaminer par ses expectorations bacillaires et bientôt, dans cette même famille, vous observerez sur la femme, les enfants, les effets de la tuberculose transmise. Propagation fatale qui aurait été évitée par le dépistage du dispensaire et l'effet curatif du sanatorium.

3e État. — Il retourne à l'hôpital, mais le traitement suivi la première fois reste sans effets, la fièvre est devenue continue, la toux incessante, l'oppression extrême, l'expectoration intarissable. Tout espoir d'arrêter le mal est évanoui et il ne reste plus qu'à attendre le terme fatal qui, au bout de cette lente agonie, apparaît comme une délivrance.

Ce tableau, tracé avec toute l'autorité d'un maître par notre savant confrère de l'hôpital Necker, M. le Dr Barth, nous montre les moyens médicaux qu'imposent ces trois états pathologiques.

Ainsi :

Pour la période prodromique : création de dispensaires populaires pour dépister dès le début la tuberculose ;

Pour la période de tuberculose affirmée, mais fermée et par conséquent curable : création de sanatoriums populaires ;

Pour la période de tuberculose ouverte et dangereuse pour l'entourage : création d'hôpitaux spéciaux urbains, suburbains ou ruraux, exclusivement consacrés aux tuberculeux et fermés à toute autre catégorie de malades.

Passons maintenant en revue ces divers établissements :

1° *Dispensaires antituberculeux.* — Le docteur Calmette, fondateur du dispensaire antituberculeux de Lille, a défini nettement le rôle et les fonctions que doivent remplir ces établissements :

« La principale mission de ces dispensaires doit consister non point à donner des consultations ou à distribuer des médicaments aux malades pauvres, ce qui est le rôle des Bureaux de bienfaisance, mais à rechercher, à attirer et à retenir, par une propagande intelligemment faite dans les milieux populaires, les ouvriers atteints ou suspects de tuberculose, à leur donner, aussi souvent et aussi longtemps que possible, secours, conseils pour eux et leurs familles, éducation hygiénique avec moyens de désinfection, soit des crachats, soit du logement. »

Ce sont des offices sanitaires, dit Landouzy, disposés en grand'garde, ou des postes vigies destinés à dépister la tuberculose, à répandre l'hygiène et l'éducation antituberculeuse au foyer domestique d'abord, à l'atelier, au magasin, à l'usine.

Sa mission est particulièrement de guetter l'éclosion de la tuberculose, de dépister, de reconnaître, d'avertir le néo-tuberculeux ; elle doit être encore de convoyer sur l'heure les reconnus tuberculeux, soit au sanatorium, soit aux hôpitaux spéciaux.

« Le dispensaire, ajoute M. Calmette, est et ne peut être qu'un bureau de recrutement et un poste d'observation : il doit servir de grille pour ne laisser aller au sanatorium que des tuberculeux sûrement curables. »

« Mais, si bien organisé qu'il puisse être, il ne saurait suffire ; il doit avoir pour complément le sanatorium populaire d'une part, destiné aux tuberculeux curables, et, d'autre part, un hospice spécial pour les tuberculeux incurables. »

« Le dispensaire antituberculeux, dit M. Calmette, ne constitue pas une panacée. Il ne faut pas, nous le répétons à dessein, le considérer comme un instrument de cure très efficace et, à cet égard, il ne supplantera jamais le sanatorium auquel trop souvent, dans un but de polémique mal habile, on a voulu l'opposer. Il serait absurde et décevant de lui attribuer des vertus auxquelles il ne peut prétendre. »

« Sa mission est donc d'être une Œuvre d'avant-garde et d'éducation hygiénique ; mais le véritable instrument de cure, c'est le sanatorium. »

Sanatorium. — C'est immédiatement dans cet établissement que doit être dirigé le néo-tuberculeux dépisté par le dispensaire ; en effet, c'est là, que l'ouvrier, le sujet peu fortuné trouveront le meilleur traitement que les gens riches vont chercher dans le Midi. A l'action de l'air pur s'ajoutent le repos, la discipline respiratoire, l'alimentation rationnelle, l'éducation hygiénique dont il profitera à sa sortie pour lui et les siens.

Mais ne croyez pas que dans ces asiles de guérison les médications thérapeutiques consacrées par l'expérience ne soient pas adjointes au traitement hygiéno-diététique.

N'est-ce pas dans ces établissements que seront appliquées toutes les découvertes curatives de la tuberculose, ce qui fera, que, dans n'importe quel moment, ces établissements trouveront toujours un emploi justifié.

C'est donc à titre thérapeutique que nous voulons pour certains tuberculeux des sanatoriums : des critiques se sont élevées contre ces sanatoriums, se basant sur le petit nombre de cures réelles obtenues ; mais elles venaient de ce que l'on ne comprenait pas la différence du sanatorium tel que nous le demandons en France avec celui établi en Allemagne.

En effet, la loi allemande oblige tous les travailleurs à s'assurer contre l'invalidité et la maladie ; or, les Compagnies d'assurances, ayant reconnu que la principale cause d'invalidité et de maladie était la tuberculose, ont établi de nombreux sanatoriums pour traiter les tuberculeux et remettre en validité, diminuer les jours de chômage, le plus grand nombre possible de leurs assurés : aussitôt ces Compagnies réalisèrent un bénéfice de un million de marcks provenant de la grande diminution des journées d'invalidité et de chômage payées par elles.

On comprend alors les critiques qui se sont élevées en France sur le petit nombre de cures réellement obtenues. Cela devait être ainsi, puisque ces sanatoriums, recevant indistinctement tous les tuberculeux assurés, ne pouvaient donner dans ces conditions que des résultats médiocres relativement à la guérison réelle, mais très élevés et certains relativement à la durée de l'invalidité et des jours de chômage. C'est donc, dans ces diminutions des frais payés pour les journées d'invalidité et de chômage, que les Compagnies allemandes ont réalisé des bénéfices considérables qui les ont encouragées à multiplier leurs sanatoriums populaires.

Aujourd'hui elles en ont un nombre suffisant pour recevoir tous leurs assurés ; elles ne veulent pas en construire d'autres dans ce même but, mais elles veulent en construire d'autres ciaux comme en France.

Ainsi, jusqu'à ce jour le sanatorium allemand était d'ordre économique, tandis qu'en France nous le voulons d'ordre thérapeutique, c'est-à-dire ayant un rôle principalement curatif.

A l'appui de cette opinion citons les résultats obtenus dans le sanatorium d'Hauteville, dans l'Ain, établi suivant ce caractère :

281 malades sont entrées à ce sanatorium avec des lésions certaines, que confirmait la constatation du bacille dans les crachats, et sont restés en traitement pendant une moyenne de trois mois : à leur sortie les résultats obtenus ont été les suivants :

1° 62 malades, soit 22,06%, ne présentant plus à leur départ ni symptômes subjectifs, ni bacilles dans les crachats, sont considérés comme guéris ;

2° 61 malades, 21,7 %, offraient à leur départ les apparences extérieures de la guérison, 40 n'avaient plus de bacilles ;

3° 81 malades, 28,8 %, ont été très améliorés, mais ont conservé des lésions et des bacilles. Le plus grand nombre ont pu reprendre leur occupation et continuer l'observation des règles hygéniques apprises au sanatorium ;

4° 47 malades, 16,7 %, n'ont pas eu d'amélioration locale mais ont obtenu le relèvement des forces, de l'état général et de l'embonpoint ;

5° 20 malades, 7,1 %, ont été peu améliorés et seulement au point de vue de l'embonpoint ;

6° 10 malades, 3,5 %, sont restés stationnaires.

Parmi les malades sortis du sanatorium, on a pu, au bout de 6 à 9 mois de séjour dans leur milieu ordinaire, constater que, sur 239 qui ont répondu à l'enquête :

50   sont restés guéris;

60   se sont encore améliorés;

76   sont restés stationnaires;

53   se sont aggravés.

____

239

Au bout de 18 à 21 mois, 61 malades ont répondu à l'enquête :

    20   sont restés guéris ;
    10   se sont encore améliorés ;
    13   sont restés stationnaires ;
    18   se sont aggravés.
    ——
    61

En résumé, le séjour de 3 ou 4 mois au sanatorium a produit, sur 300 malades qui y ont été traités :

    70   guérisons ;
    70   améliorations persistantes ;
    89   états stationnaires maintenus ;
    71   aggravations.
    ——
    300

Ces chiffres prouvent l'utilité incontestable des sanatoriums qui produiront encore des résultats meilleurs lorsque l'action permanente du dispensaire aura provoqué la sélection des tuberculeux pouvant, en raison de leur état, être seuls admis dans ces établissements de cure.

Hospices spéciaux. — Actuellement le tuberculeux, quels que soient la forme et le degré de sa maladie, n'a pas été dépisté par le dispensaire qui n'est pas établi partout, n'a pu être envoyé dans un sanatorium puisqu'il n'en existe pas ; il n'a donc, comme ressources de traitement, que d'entrer à l'hôpital, dans la salle commune, ou de rester au milieu des siens, répandant partout autour de lui les germes contagieux.

A l'hôpital, il trouve avec le traitement médical un asile contre la faim et le froid, mais très rarement la guérison, et il y apporte, en retour, le germe de son mal : c'est donc un danger pour ses camarades de salle ; aussi doit-il en être éloigné et est-il nécessaire de créer des hôpitaux spéciaux où tous ces malades seront dans des meilleures conditions thérapeutiques.

Nous venons de passer en revue les moyens prophylactiques ou sociaux pour prévenir la tuberculose et les moyens curatifs ou médicaux pour la guérir ; il nous reste maintenant à vous faire connaître le résultat de nos efforts.

Œuvre. — Une œuvre ayant pour but de combattre la tuberculose, véritable fléau social, a été créée à Nantes, avec le concours de tous, sur l'initiative généreuse de l'un de nos compatriotes, associé à celle de nombreux souscripteurs.

A la fin de l'année 1901, une Assemblée générale des souscripteurs nomma le Conseil d'administration. Enfin, le 15 janvier 1902, par sa brillante conférence, M. le professeur Brouardel confirma l'existence de cette œuvre.

Immédiatement, vous deveniez Association déclarée ; mais votre Conseil, très préoccupé de vos intérêts, entreprend aussitôt auprès des pouvoirs publics une série de démarches pour obtenir la reconnaissance d'utilité publique.

Cette reconnaissance n'est, d'ordinaire, accordée aux œuvres qu'après plusieurs années d'existence et quand elles ont montré qu'elles peuvent rendre de réels services ; aussi lorsque, le 17 novembre 1902, parut un décret reconnaissant notre Œuvre d'utilité publique, nous reçûmes ainsi un précieux encouragement, car ce décret prouvait combien était utile le but que nous poursuivions et combien était grande la considération dont jouissaient les Administrateurs chargés d'atteindre le but proposé.

Ce but était bien défini, mais comment l'atteindre ?

Toute Œuvre antituberculeuse, quelle que puisse être la puissance de son organisation, l'habileté et la sagesse de ses administrateurs, ne pourra jamais seule, avec ses propres ressources, ses efforts, arriver à donner la solution de toutes les mesures sociales et médicales que nous venons d'énumérer.

Elle ne peut donc, après étude préalable de ce qui est fait, que chercher à exécuter ce qui manque, ce qui fait défaut au but qu'elle se propose d'atteindre.

Nous venons de faire connaître tous les efforts sociaux créés à Nantes par le concours des diverses œuvres auxiliaires.

Parmi les efforts médicaux, nous devons citer la création d'un dispensaire antituberculeux due à la générosité de M. Durand-Gasselin.

Ce dispensaire fonctionne en dehors de nous et vient donc à notre aide sans que nous ayons besoin de nous en occuper.

D'un autre côté, l'Administration de nos hôpitaux, toujours très soucieuse des intérêts humanitaires qui lui sont confiés et voulant répondre aux désirs formulés par son Conseil de santé, a décidé qu'avec le concours généreux de M. Durand-Gasselin, elle ferait construire, dans les annexes de l'Hôtel-Dieu, deux pavillons isolés spéciaux, dans lequels tuberculeux, hommes et femmes, seraient exclusivement admis.

Ainsi, à Nantes, nous avons déjà:

1º Comme moyens sociaux; les efforts des œuvres auxiliaires déjà nommées;

2º Comme moyens médicaux: 1º le dispensaire de M. Durand-Gasselin, devant servir au dépistage des néo-tuberculeux;

2º L'hospice spécial, créé par l'Administration hospitalière, pour recevoir et isoler les sujets atteints de tuberculose ouverte n'ayant pas été dépistés à temps par le dispensaire et par conséquent ne pouvant être admis dans le sanatorium.

Il ne restait donc à votre Œuvre que le devoir impérieux de fonder un sanatorium: véritable instrument curatif.

C'était la tâche la plus difficile à réaliser; la plus difficile en raison des critiques soulevées dans ces derniers temps par des esprits qui n'avaient pas bien compris le rôle économique du sanatorium allemand, la plus difficile parce qu'elle est la plus onéreuse et que les ressources financières de l'Œuvre ordonnaient la plus grande réserve.

Oui, Mesdames et Messieurs, la tâche était difficile, mais je dois le déclarer hautement, devant le but si noble, si élevé que s'est proposé l'Œuvre, son Conseil n'a jamais eu de défaillance ; reprenant la question sur toutes ses faces, abandonnant une solution pour en trouver une plus avantageuse, trouvant dans l'appui généreux de l'homme qui avait eu l'initiative de cette idée humanitaire les moyens de parer les difficultés sans cesse renaissantes, votre Conseil, confiant dans les résultats de ses efforts a décidé et a voulu la construction d'un sanatorium.

Il va être fait.

Tout d'abord, le Conseil s'est entouré de tous les renseignements capables de l'éclairer entièrement : études, sur place, des sanatorium de Bligny, d'Angicourt, rapports multiples avec la fédération des Œuvres antituberculeuses de France et les autorités scientifiques les plus compétentes dans cette question ; et c'est après plusieurs délibérations que le Conseil a cru devoir prendre cette décision.

Comment maintenant l'exécuter ?

La construction d'un sanatorium coûte, en moyenne, 5,000 fr. par lit.

L'entretien d'un malade, pendant un an, coûte environ 1,500 fr.

Voici les premières dépenses.

Ensuite, un sanatorium exige des conditions de terrain, d'altitude, de situation, de sol qu'il faut réaliser avant d'édifier.

Laissons de côté, pour le moment, la question financière pour aborder seulement la question du choix de l'emplacement.

Votre Conseil ayant décidé la construction d'un sanatorium, le Comité médical, avec un dévouement dont on ne saurait trop le louer, s'est mis à la disposition de l'Œuvre pour visiter tous les terrains proposés et faire connaître par un rapport son avis sur le refus ou l'acceptation du terrain visité.

10 terrains ont été ainsi visités :

8 ont été refusés, après avis du Comité médical, soit pour défaut d'altitude, soit pour exposition trop grande aux vents

d'ouest, soit par absence de perméabilité du sol : c'est ainsi que nous avons refusé des terrains situés à Doulon, à Carquefou, à Savenay, à Cordemais, à Malville, au Cellier ;

2 seulement ont été acceptés :

1° Un terrain situé dans la commune du Cellier, bordé par le coteau de Saint-Méen, offert gracieusement par le propriétaire.

Le rapport favorable, fait par M. le Dr Ollive, sur ce terrain, avait décidé le Conseil à l'accepter. Mais les conditions imposées par le donateur rendirent cette acceptation impossible. En effet, le Conseil voulait bien assurer, pendant toute la durée de son administration, l'exécution loyale et sincère de toutes les conditions imposées, mais il ne pouvait engager pour l'avenir la volonté de ses successeurs.

Pour ces motifs, ce terrain ne fut pas agréé.

Le terrain définitivement accepté a été choisi après une visite très sérieuse, faite par le Conseil assisté du Comité médical, lequel a désigné M. le Dr Joüon pour faire le rapport pouvant permettre au Conseil de prendre une résolution définitive.

Je crois devoir reproduire ici en entier ce rapport, signé par une autorité scientifique très compétente. Le Conseil a alors décidé l'acquisition de cette propriété, dite la Marlézière.

« La Marlézière est située sur la rive droite de la Loire, à la borne 300 k. 5 de la route nationale de Paris à Nantes, à environ 3 kil. de la gare d'Oudon et à 4 kil. 500 de celle d'Ancenis.

» De plus, au pied du coteau, un petit port permet le débarquement des matériaux nécessaires aux constructions projetées, en même temps qu'il serait pour l'avenir un point d'accès pour les bateaux à vapeur.

» Sa situation géographique au confluent des départements de Maine-et-Loire, Vendée et Loire-Inférieure, la met en relations directes et faciles avec les centres importants de population.

» Elle mesure environ 28 hectares, dont 17 seraient réservés pour le sanatorium.

» Cette surface de 17 hectares, qui suffirait surabondamment pour les besoins prévus actuellement et pour tous ceux que nécessiteraient des extensions futures, soit pour agrandissement des pavillons d'indigents, soit pour annexion de sanatoriums de riches, se déploie en un éventail, dont le pied serait à la route de Paris et dont l'axe surplombe de soixante-cinq mètres la ligne du chemin de fer.

» Les façades se profileraient en bordure de cet axe, faisant face en plein sud, avec l'exposition la plus désirable pour assurer aux chambres et aux galeries le maximum d'air, de lumière, de soleil et de chaleur.

» De cette ligne, le panorama est de toute beauté : en face, les coteaux féconds de l'Anjou avec l'animation incessante des travaux agricoles ; à gauche, le Val de Loire, élargi mollement au-delà d'Ancenis et de Liré ; à droite, le détroit accidenté du fleuve entre Champtoceaux et les rochers à pic de la rive droite, qui rappelle les plus beaux paysages du Rhin et la navigation de la Loire, seraient pour les malades un spectacle infiniment varié et captivant.

» Un bois et un rideau d'arbres verts, qu'il serait facile de renforcer, protègent contre les vents du nord-ouest et formeraient un agréable lieu de repos et de promenade, qui se continuerait aisément dans un vallon planté en châtaigneraie.

» L'éloignement de toute agglomération humaine et de toute industrie garantit à l'atmosphère la pureté la plus absolue et l'élévation du coteau le met en tout temps bien au-dessus des brouillards du fleuve et des fumées du chemin de fer.

» Le sol rocheux, couvert d'une couche très mince de terre, et la pente accentuée du plateau assurent à la fois la sécheresse des constructions et des promenoirs et l'écoulement rapide des eaux usées.

» Les approvisionnement en lait, beurre et viande, sont largement assurés par les métairies voisines et une petite ferme, à conserver comme annexe, possède des pièces de terre d'excellente qualité pour la production des légumes.

» Une source d'eau parfaite sort du roc dans la châtaigneraie, à proximité des futures constructions ; une large et profonde pièce d'eau, exclusivement alimentée par des sources, est tout proche de la maison de maître et enfin la Loire, ici aussi pure que dans aucun point de son cours, donnerait indéfiniment les quantités nécessaires.

» Ajoutons que déjà la maison d'habitation serait utilisable pour loger, soit un médecin résidant, soit le personnel des sœurs.

» En résumé, situation géographique, facilités d'accès, ressources d'approvisionnement, sécheresse du sol, abri contre les vents de nord-ouest, insolation, aération, distractions et promenades pour des malades, toutes les conditions que les plus exigeants peuvent réclamer d'un sanatorium se trouvent réunies à la Marlézière dans une mesure inespérée. »

En présence de ces conclusions si formelles et si favorables, le Conseil a décidé l'acquisition de cette propriété au prix de 80,000 fr. et immédiatement il a procédé à la revente de 7 à 8 hectares, inutiles au développement projeté, pour une somme de 30,000 fr. environ; ce qui fait que ce terrain, admirablement propre à un sanatorium, d'une contenance de 17 hectares, pouvant permettre tout le développement possible, lui revient à 50,000 fr.

Je sais que la main de notre compatriote s'est trouvée bien des fois ouverte, comme un génie bienfaisant, pour seconder le Conseil dans la réalisation de ses projets; mais ce bienfaiteur si généreux ne peut-il pas aussi s'inspirer des recommandations écrites et si nettement formulées par le riche américain M. Carnegie, qui a doté son pays d'œuvres bienfaisantes s'élevant à la somme de 500 millions. M. Carnegie recommande sans relâche au donateur de ne jamais faire lui-même que la moitié du bien qui est son but, d'en laisser le reste à la charge de celui qui reçoit le don ; il conseille de ne construire une œuvre que là où les intéressés consentent à l'aider. Une institution créée avec des rentes, écrit-il, devient la proie d'une coterie et le public ne s'y intéresse pas. Elle viole la règle qui prescrit de n'aider les autres qu'à la condition qu'ils s'aident eux-mêmes.

Selon M. Carnegie, il n'y a qu'une façon d'utiliser les richesses, c'est l'emploi par le riche de sa fortune en faveur des œuvres utiles aux pauvres.

Nous croyons à cette formule et nous pensons que, devant les résultats obtenus par le développement de notre Œuvre, la solidarité sociale viendra seconder la générosité de notre compatriote et celle de tous nos souscripteurs, qui rendront alors plus facile la mission donnée à nos administrateurs. Aussi ceux-ci, aidés par des promesses fermes et par une étude attentive de nos ressources financières, ont décidé de marcher de l'avant et ont confié à M. Leray, architecte, la mission de préparer les plans et devis d'un sanatorium pour 100 lits à construire sur le terrain de la Marlézière.

Les plans et projets que vous voyez exposés, les différentes vues que vous pouvez apprécier vous rendent compte de ce que sera, à un moment donné, ce sanatorium de 100 lits.

Pour l'instant, le Conseil a décidé la construction du pavillon central, contenant tous les services généraux nécessaires pour les 4 pavillons représentés sur le plan. A ce pavillon central sera seulement annexé un pavillon pouvant recevoir 25 malades, c'est-à-dire traiter environ 100 malades par an.

Mais remarquez bien que, les services généraux étant établis, ainsi que les services d'eau, suivant les plans de M. Michel, ingénieur municipal, la création des autres pavillons sera bien moins coûteuse.

Notre Conseil d'administration, en établissant tout d'abord les services généraux, a voulu de suite exprimer son intention formelle de respecter entièrement la liberté de conscience. Ainsi il veut que, malgré la définition de sanatorium: établissement fermé, discipline, aseptique, les ministres de tous les cultes : catholique, protestant, israélite et de toute autre religion, aient librement leurs entrées pour apporter à leurs coreligionnaires les secours bienfaisants de leur religion. Il veut alors, puisque cet établissement est fermé, et que les malades ne doivent pas en sortir avant leur guérison, qu'il soit établi dans le pavillon central une chapelle desservie, d'accord avec l'autorité ecclésiastique, par un aumônier, qui pourra ainsi célébrer tous les offices religieux nécessaires soit aux fidèles catholiques en traitement, soit aux religieuses choisies par le Conseil, lequel a décidé que les soins aux malades seraient donnés par un personnel laïque dirigé par des religieuses appartenant à un ordre hospitalier reconnu par l'État et placées sous la direction complète et absolue du médecin-directeur.

Ce premier projet, comprenant le pavillon central avec les services généraux pour les quatre pavillons : *chapelle, cuisine, réfectoires, services divers, eau, éclairage,* avec le premier pavillon pour 25 malades et la galerie d'air, s'élèvera à environ 190,000 fr.

L'entretien de nos 25 lits, à raison de 1,500 fr. par lit et par an, coûtera, à la fin de la première année, environ 37,500 fr.

Parlons d'abord des frais de premier établissement, soit 200,000 fr.

Notre situation financière est la suivante :

Les dons et engagements des souscriptions s'élèvent, à la date de ce jour, à la somme de.   198.748ᶠ 75

Les dépenses diverses, achat de terrain, frais d'administration, d'études, de publicité s'élèvent à la somme de...........................   52.300   »

Il nous restera donc à recouvrer jusqu'en 1900, la somme de........................   146.448ᶠ 75

Aussi, à l'aide de promesses fermes mises à la disposition du Conseil, du montant de nos souscriptions, de l'appel au Pari mutuel et de l'étude de diverses combinaisons, nous pouvons arriver à réunir la somme nécessaire pour construire notre premier établissement.

Notre premier pavillon établi, nous espérons que, devant les résultats, devant la nécessité d'engager sérieusement la lutte contre ce fléau social, les communes, les départements, les grandes administrations, toutes les collectivités, les mutualités, apporteront leur concours financier pour créer des lits destinés à secourir leurs malades.

Pourquoi ne se ferait-il pas une fédération interdépartementale pour assurer l'envoi dans nos pavillons des sujets choisis par ces divers départements ou communes ; déjà l'influence de la haute intervention personnelle du très honoré Président de notre Conseil général nous a procuré une entrevue avec des membres du Conseil général de Maine-et-Loire. Certes, il n'est rien encore résulté de positif, mais l'idée en est jetée et elle pourra se développer.

Si les mutualités comprenaient véritablement leurs intérêts, elles devraient se souvenir des bénéfices recueillis par les Compagnies allemandes contre l'invalidité et le chômage par le traitement des assurés tuberculeux dans les sanatoriums.

« Quand je pense, disait M. Bourgeois au Congrès mutualiste de Saint-Étienne, que 500,000 tuberculeux attendent chaque jour, en France, des secours contre la maladie et que ce ne sont pas des secours comme les sociétés de secours mutuels ont pu en organiser jusqu'à présent qui sauveront ces malheureux, non seulement parce qu'elles ne secourent pas, mais parce qu'elles ne peuvent pas secourir les malades chroniques, non seulement parce que la nature même de cette maladie échappe à leurs primes, mais parce qu'ils ne peuvent être soignés que dans un établissement spécial, le sanatorium, où toutes les prescriptions hygiéniques et médicales sont observées avec la plus grande fermeté. »

A vous donc, de vous fédérer, de vous unir pour nous aider dans une œuvre dont la réussite vous touche tout particulièrement.

Ces réflexions n'ont pas dû échapper à la haute intelligence de notre distingué collègue qui va présider le prochain Congrès des mutualités, lequel aura lieu à Nantes l'année prochaine, et nous comptons sur son éloquente parole pour appeler toute l'attention des mutualistes sur la nécessité de se défendre contre une maladie qui cause chez eux le plus de décès, provoque le plus grand nombre de jours d'invalidité et de chômage et devient, par conséquent, un sujet de ruine pour toutes les sociétés de secours mutuels.

Nous terminerons ici ce long exposé en faisant appel à tous pour diminuer le nombre des tuberculeux, diminution qui sera parallèle aux efforts destinés à la combattre, car, la contagion diminuant avec le nombre des malades traités au sanatorium, les familles riches, solidaires, quoi qu'elles fassent, des familles pauvres, en matière de maladie contagieuse, se verront plus souvent épargnées, là où elles sont aujourd'hui si cruellement éprouvées.

Elles ont donc, ces familles riches, disait Grancher au Congrès de Berlin, outre les raisons d'humanité qui pourraient suffire, des raisons d'intérêt personnel et immédiat à apporter, non pas leur obole, mais leurs très généreuses offrandes à l'œuvre du salut commun.

« C'est la santé, la vigueur de leurs enfants et des générations futures qui sont en cause au fond de cette question des sanatoriums pour tuberculeux pauvres. »

Unissons-nous donc pour coordonner tous les efforts, pour fédérer en une véritable coopérative sanitaire toutes les œuvres sociales déjà existantes ; que toutes les mutualités se groupent, ainsi que toutes les collectivités administratives, gouvernementales, pour que ces énormes efforts, faits en commun, dans le but d'éteindre la tuberculose, constituent la plus haute expression des idées de solidarité humaine qui doivent gouverner la société moderne.

Mais si tous ces efforts n'arrivent pas à produire les résultats que l'on peut espérer, comme il y va de l'avenir de notre pays, il faut que, devant l'impuissance de l'initiative privée, le législateur impose l'obligation de l'assurance contre la tuberculose, car notre pays se trouve acculé à la double nécessité, pour en arrêter le développement, de préserver sa population et de soigner à temps les victimes de ce fléau social.

Aussi, est-ce avec confiance que nous venons vous demander, sans distinction, au plus humble comme au plus riche, votre généreux concours.

Nantes — Imp. Mellinet, Place du Pilori, 3 — Briché et Dardé à Saumur